BEI GRIN MACHT SICH IHR WISSEN BEZAHLT

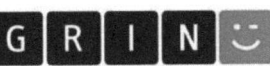

Case Management im Überleitungsmanagement. Versorgung im Bereich der außerklinischen Beatmung

GRIN ☺

Bibliografische Information der Deutschen Nationalbibliothek:

Die Deutsche Nationalbibliothek verzeichnet diese Publikation in der Deutschen Nationalbibliografie; detaillierte bibliografische Daten sind im Internet über http://dnb.d-nb.de abrufbar.

ISBN: 9783346808240
Dieses Buch ist auch als E-Book erhältlich.

Druck und Bindung: Books on Demand GmbH, Norderstedt Germany
Gedruckt auf säurefreiem Papier aus verantwortungsvollen Quellen

Das vorliegende Werk wurde sorgfältig erarbeitet. Dennoch übernehmen Autoren und Verlag für die Richtigkeit von Angaben, Hinweisen, Links und Ratschlägen sowie eventuelle Druckfehler keine Haftung.

Das Buch bei GRIN: https://www.grin.com/document/1323290

DIU - Dresden International University
Weiterbildungsuniversität der TU Dresden

01067 Dresden, Freiberger Str. 37

Abschlussarbeit zum Zertifikatslehrgang
„Case Management DGCC"

„Case Management
im Überleitungsmanagement
in der Außerklinischen Beatmung"

15. Juni 2021

Inhaltsverzeichnis

Einleitung

Das Unternehmen der Verfasserin versorgt seit einigen Jahren Patienten im Bereich der Außerklinischen Beatmung. Aus der konkreten Fallarbeit heraus entstanden in dieser Zeit Strukturen und standardisierte Abläufe für die Übernahme und Versorgung von Patienten, die im Sinne der Qualitätssicherung ständig ausgebaut und angepasst werden und sich am Expertenstandard „Entlassungsmanagement in der Pflege" und an der S2 - Leitlinie „Nichtinvasive und invasive Beatmung als Therapie der chronischen respiratorischen Insuffizienz" (DIGAB) orientieren:

- „Jeder Patient mit einem erhöhten Risiko poststationärer Versorgungsprobleme und einem daraus resultierenden weiter andauerndem Pflege und Unterstützungsbedarf erhält ein individuelles Entlassungsmanagement zur Sicherung einer kontinuierlichen, bedarfsgerechten Versorgung"[1]
- „Im Hinblick auf Lebensqualität und -perspektive sollten [...] gemeinsam mit den Betroffenen ermittelt werden und sich neben den medizinischen Erfordernissen auch an dessen Wünschen und Bedürfnissen orientieren"[2]

Die Versorgung ist dabei eindeutig komplex, organisiert und koordiniert eine Vielzahl von Hilfsmitteln und Beteiligten - kann damit bereits von Case Management gesprochen werden? Um diese Fragen zu beantworten, möchte sich die Verfasserin im ersten Teil mit den theoretischen Grundlagen zum Case Management Konzept beschäftigen. Im zweiten Teil sollen die Begriffe Entlassungsmanagement und Überleitungsmanagement voneinander abgegrenzt und ein Überleitungskonzept vorgestellt werden, welches an den Case Management Regelkreis angepasst wurde. Den Abschluss bildet ein Fallbeispiel, anhand dessen die Frage beantwortet werden soll: Kann Case Management die Qualität im Überleitungsmanagement des Unternehmens verbessern und können Patienten, Angehörige, Unternehmen und Kostenträger davon profitieren?

---

[1] DQNP, 2019, S.25
[2] DIGAB, 2017, S.42

1   Case Management

„Case Management ist eine Verfahrensweise in Humandiensten und ihrer Organisation zu dem Zweck, bedarfsentsprechend im Einzelfall eine nötige Unterstützung, Behandlung, Begleitung, Förderung und Versorgung von Menschen angemessen zu bewerkstelligen. Der Handlungsansatz ist zugleich ein Programm, nach dem Leistungsprozesse in einem System der Versorgung und in einzelnen Bereichen des Sozial- und Gesundheitswesens effektiv und effizient gesteuert werden können."[3]

Als „Einzelfall" wird in diesem Zusammenhang nicht *die Person* mit Unterstützungsbedarf gesehen, sondern *deren Gesamtsituation* innerhalb

- der sozialen und räumlichen Umgebung
  - ➢ Angehörige, Freunde, Nachbarn, Wohnverhältnisse, finanzielle Situation…
- der beteiligten Organisationen und Professionen
  - ➢ öffentliche Einrichtungen, Dienstleistungsunternehmen, Ärzte, Vereine, Selbsthilfegruppen …
- der rechtlichen Rahmenbedingungen
  - ➢ vorrangig Sozialrecht (Kostenträger)

und den hier zur Verfügung stehenden Ressourcen zur Optimierung der Hilfe in eben diesem konkreten Fall.[4]

Case Management beschränkt sich jedoch nicht (mehr) auf den einzelnen Fall, auch wenn Case Management auf dieser Ebene seinen Anfang als „Soziale Einzelfallhilfe" in den USA genommen hat. Inzwischen ist der Umgang mit Fällen „zu einer Systemaufgabe geworden, die das Case Management nicht nur, und nicht einmal in erster Linie, auf der Ebene der Beziehung einer Fachkraft zu ihrer Klientel zu bewältigen hat. Hinzugetreten sind die Ebenen der betrieblichen Abläufe und die politische Ebene, auf der ein Versorgungsauftrag wahrgenommen wird und in seiner Erfüllung zu vertreten ist".[5]

---

[3] DGCC 2012
[4] Ebenda
[5] Wendt, 2017, S. 5-8

1.1 Ebenen im Case Management

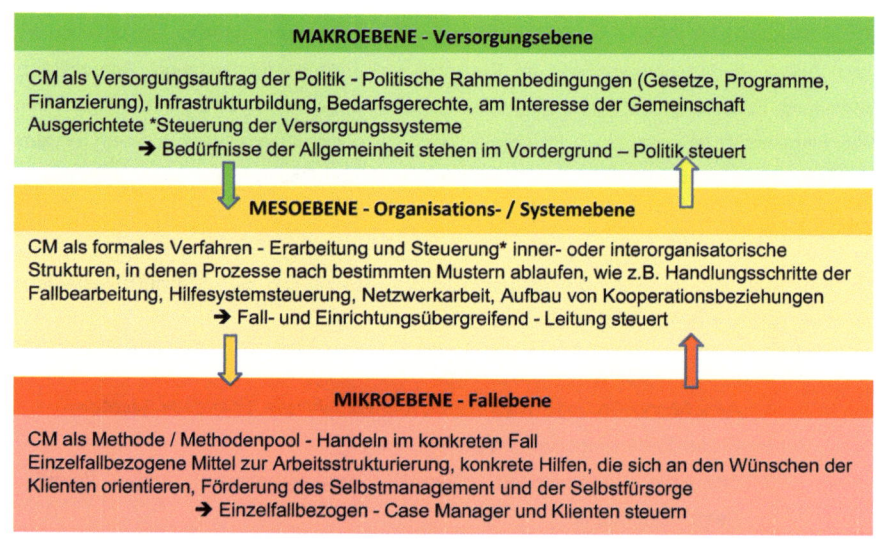

Abb. 1: Ebenen im Case Management – bearbeitete Darstellung nach[6] und [7]

*Steuerung als planvolles, kooperierendes Vorgehen mit allen Beteiligten (Klienten, Angehörigen, Leistungserbringer Kostenträger) - NICHT Durchsetzung von Einzelinteressen „aufgrund von (Gesetzes-) Macht oder geschickter Manipulation"[8]

Auf der **Fallebene** wird das Ziel verfolgt, einzelne versorgungsbedürftige Personen (oder Gruppen) möglichst effektiv und effizient zu begleiten. Gemeinsam mit allen Beteiligten werden *angemessene, wirksame und nachhaltige* Versorgungs- und/oder Unterstützungsangebote ausgehandelt, organisiert, koordiniert und evaluiert, „die sich am Bedarf der KlientInnen und nicht am Bedarf von Einrichtungen, Leistungsträgern, Kostenträgern oder Professionen ausrichten"[9], ohne dabei ökonomische Aspekte zu negieren.

Auf der **Organisationsebene** gilt es, Strukturen (intern/extern) und Prozesse so zu gestalten und evaluierend anzupassen, dass Case Manager auf der Fallebene geordnet durch den konkreten Prozess (S.11) führen können und gleichzeitig ausreichend flexibel und kreativ mit Unvorhersehbarkeiten umgehen können. Management meint hier „in seinen besten Momenten nichts anderes als die Fähigkeit, Irritationen in Ordnungen und Verfahren umzusetzen, die für weitere Irritationen empfänglich bleiben, […] mit Ungewissheit auf eine

---

[6] Institut für Sozialmedizin in der Pädiatrie Augsburg (ISPA) e.V.
[7] Ehlers, Lehmann, 2019, S. 114
[8] Löcherbach, 2013, F.14
[9] AG Case Management der Österreich. Gesellschaft f. soz. Arbeit, 2020, S. 11

Art und Weise umzugehen, die diese bearbeitbar macht, ohne das Ergebnis mit Gewissheit zu verwechseln"[10]

Auf der **Versorgungsebene** beschäftigen sich Case Manager mit der gesellschaftlichen Ebene, die eine effektive, effiziente und möglichst breite Versorgung der Bevölkerung durch entsprechende gesetzliche und finanzielle Rahmenbedingungen sicherzustellen hat.[11]

Diese Ebenen hängen unmittelbar zusammen und beeinflussen sich gegenseitig. Dabei hat jede dieser Ebenen eigene Aufgaben und damit auch eigene Interessen: es geht um Machterhalt, Kostenstellen, Status oder sonstige Vorteile. Die Systeme bedienen sich unterschiedlicher Logik und Sprache, konkurrieren miteinander, wollen nicht abgeben oder gerade eben erneuerte Strukturen nicht schon wieder verändern, haben keine Zeit, kein Geld, kein Personal, keine Lust... Hier soll das Handlungskonzept Case Management ansetzen, indem Case Manager eben nicht nur für EINE Ebene, sondern für „die einrichtungs- und professionsübergreifende Koordination von Hilfen *nicht bloß zuständig*, sondern *verantwortlich*"[12] sind. Das klingt nach einer fast nicht zu bewältigenden, erdrückend komplexen Aufgabe, die umso komplexer wird, je mehr Komplexität zugelassen wird...

„Gerade darum aber müssen Case Managerinnen und Case Manager mit der Paradoxie leben, dass das, was sie versuchen, gerade deshalb, weil sie es versuchen, niemals so gelingen kann, wie sie es intendieren [..]. Trotzdem nicht aufzugeben, das (nun postheroische) Steuern, Abstimmen, ja Managen immer wieder zu versuchen, unterscheidet den ironischen vom tragischen Professionellen und bringt die Haltung in den Blick, die das Arbeiten in komplexen Systemen nicht nur ertragen, sondern konstruktiv, bescheiden und auch lustvoll gestalten lässt."[13]

1.2 Sozialrechtliche und ethische Grundlagen im Case Management

Die ethischen Grundlagen des Handlungskonzeptes Case Management sind in allgemeinen Grundsätzen, den *Menschenrechten* und *Sozialrechten* verankert.

Menschenrechte: „Die Würde des Menschen ist unantastbar. Sie zu achten und zu schützen ist Verpflichtung aller staatlichen Gewalt. Das deutsche Volk bekennt sich darum zu unverletzlichen und unveräußerlichen Menschenrechten als Grundlage jeder menschlichen Gemeinschaft, des Friedens und der Gerechtigkeit"[14]Den Menschenrechten zugrunde liegt

---

[10] Baecker, 1999, S. 9
[11] Löcherbach, Wendt, 2020, S. 31
[12] AG Case Management der Österreich. Gesellschaft f. soz. Arbeit, 2020, S. 11
[13] Kleve, 2009, S18
[14] Bundesministerium für Justiz und Verbraucherschutz,

das Prinzip der Menschenwürde: „das grundlegende Recht eines jeden Menschen, nicht der Eigenmächtigkeit und dem Gutdünken anders Handelnder ausgeliefert zu sein".[15]

Sozialrechte: umfassen alle Rechtsnormen des öffentlichen Rechts, die der Absicherung sozialer Risiken, insbesondere Krankheit, Pflegebedürftigkeit, Arbeits- und Einkommenslosigkeit, Alter oder Tod dienen. Wesentliche Rechtsgrundlage des Sozialrechtes sind die Sozialgesetzbücher:

- SGB I - Allgemeiner Teil
- SGB II - Grundsicherung für Arbeitssuchende
- SGBIII - Recht der Arbeitsförderung
- SGB IV - Gemeinsame Vorschriften für die Sozialversicherung
- SGB V - Gesetzliche Krankenversicherung
- SGB VI - Gesetzliche Rentenversicherung
- SGB VII - Gesetzliche Unfallversicherung
- SGB VIII - Kinder- und Jugendhilfegesetz
- SGB IX - Rehabilitation und Teilhabe von Menschen mit Behinderungen – Schwerbehindertenrecht
- SGB X - Verfahrensrecht
- SGB XI - Gesetzliche Pflegeversicherung
- SGB XII - Sozialhilfe
- SGB XIV – Soziale Entschädigung (im Wesentlichen geltend ab 01.01.2024)

Der Case Management Prozess orientiert sich an den hier geltenden, gesetzlichen Zielsetzungen

- ✓ „Selbstbestimmung und Teilhabe am Leben in der Gesellschaft" (§ 1 SGB IX)
- ✓ „[…] ein Leben zu führen, das der Würde des Menschen entspricht […]" und „[…] Aufnahme oder Beibehaltung einer Erwerbstätigkeit […]" (§ 1 SGB II)
- ✓ „[…] die Gesundheit der Versicherten zu erhalten, wiederherzustellen oder ihren Gesundheitszustand zu bessern […]" (§ 1 SGB V)
- ✓ „[…] die Gesundheit und die Leistungsfähigkeit der Versicherten mit allen geeigneten Mitteln wiederherzustellen[…]"(§ 1 SGB VII)
- ✓ „[…] Förderung seiner Entwicklung und […] Erziehung zu einer eigenverantwortlichen und gemeinschaftsfähigen Persönlichkeit[…]"(§ 1 SGB VIII)
- ✓ „[…] trotz ihres Hilfebedarfs ein möglichst selbstständiges und selbstbestimmtes Leben zu führen, das der Würde des Menschen entspricht[…]"(§ 2 SGB XI)
- ✓ „[…] so weit wie möglich [zu] befähigen, unabhängig von ihr [der Hilfe] zu leben […]" (§ 1 SGB XII)[16]

---

[15] DGCC, 2020, S. 3
[16] Bundesministerium für Justiz und Verbraucherschutz

1.3 Zielgruppen und Aufgaben von Case Management

Die Zielgruppen und Voraussetzungen für Case Management

- Menschen mit einer komplexen Bedarfs- und Bedürfnissituation UND
- einer hohen, organisationsübergreifenden Akteursdichte
- Regelversorgungspfade greifen nicht
- fehlende Ressourcen beim Ratsuchenden und dessen Bezugspersonen selbständig Hilfe und Unterstützung zu organisieren
- Menschen möchten (Freiwilligkeit) und können (erfüllen Auswahlkriterien) am Case Management Programm teilnehmen

Aufgaben im Case Management

- Gewährleistung einer kontinuierlichen Versorgung
- Aushandlung, Organisation, Koordination und Evaluation von *angemessenen, wirksamen und nachhaltigen* Versorgungs- und / oder Unterstützungsangeboten
- Schaffung und Koordinierung von fallübergreifenden Netzwerken aus formellen und informellen Unterstützungen und Dienstleistungen mit dem Ziel einer effektiven, effizienten und dabei patientenorientierten Versorgung
- Weiterentwicklung und Sicherung der Qualität der Versorgung
- Stärkung von Selbstmanagement und Eigenverantwortung der Klienten

Case Manager übernehmen in Ausübung ihrer Aufgabe unterschiedliche Rollen: sie sind Bezugsperson für alle Beteiligten, Prozessbegleiter, Berater, Unterstützer, Spezialist, Anwalt, Therapeut, Türöffner, Torwächter... Sie informieren, motivieren, korrigieren, evaluieren, kommunizieren, handeln aus und intervenieren.[17] Um hier professionell im Sinne des Case Management wirken zu können, bedarf es nicht nur sozialer Kompetenzen, sondern auch breiter Kenntnisse über das Versorgungssystem und den hier vorhandenen Ressourcen, Organisationswissen, Kenntnisse über die Entstehung und Veränderung von sozialen Netzwerken, sozialen Infra- und Versorgungsstrukturen, kulturelles Wissen, Kenntnisse zu Saluto- und Pathogenese, Methodenkenntnis und Fähigkeiten und Fertigkeiten, um diese Methoden ziel- und ergebnisorientiert einsetzen zu können.[18]

---

[17] Schuster, 2020, F. 64 – 65

[18] Löcherbach, Jahr unbekannt, S. 201-203

1.4 Kompetenzen im Case Management

Sach- und Systemkompetenz

- *Organisationswissen:* Rechtslage, Dienstleistungsangebote, Finanzierungsmöglichkeiten, Aufgabengebiete unterschiedlicher Gesundheitseinrichtungen, Aufbau von Organisationen, Leistungsangebote, Organisation selbst
- *Erklärungs- und Handlungswissen:* vertieftes Wissen über Entstehung und Veränderung sozialer Netzwerke, Kenntnisse zu Case Management - Konzepten
- *Kenntnisse der sozialen Infra – und Versorgungsstruktur:* Kenntnis der Netzwerke und Dienstleistungen, die im Sozialraum der KlientInnen zur Verfügung stehen
- *Kulturelles Wissen:* Wissen über Lebenslagen von Zielgruppen, Lebensumstände, Werthintergründe (ethnische, kulturelle, religiöse), Verständnis für Verhalten (und dessen Hintergründe) von Klienten

Methoden- und Verfahrenskompetenz

- *Networking - Fähigkeit zur Konstruktion:* Fähigkeiten und Fertigkeiten zur Gestaltung von Unterstützungsnetzwerken
- *Kommunikationsfähigkeit:* Initiieren und Aufrechterhalten von kommunikativen Prozessen, Fähigkeit, unterschiedliche Ziele von Beteiligten in Übereinstimmung zu bringen, Kenntnisse zu Techniken der Gesprächsführung, Konfliktmanagement, Präsentation und Moderation
- *Wissensmanagement:* Fähigkeiten und Kenntnisse, um unterschiedliche Informationen einzuholen und zu strukturieren und sie für beteiligte Dienstleister so zur Verfügung zu stellen, dass für alle ein einheitliches Bild entstehen kann
- *Evaluationsfähigkeit:* Anwendung von Dokumentations- und evaluationsverfahren im Sinne stetiger Qualitätssicherung und -verbesserung

Sozialkompetenz

- *Kommunikationsfähigkeit:* Verstehen und Akzeptieren verschiedener Sprachstile, Fähigkeit und Bereitschaft, sich auf Kommunikationspartner einzustellen und eine Kommunikation auch in schwierigen Situationen möglich zu machen, verständliches, klar formuliertes Sprechen und Schreiben, Reflexionsfähigkeit
- *Kooperationsfähigkeit:* offene und planvolle Informationsteilung, Bereitschaft, von- und miteinander zu lernen und sich ehrlich, freundlich und hilfsbereit zu begegnen
- *Koordinationsfähigkeit:* Fähigkeit, Abläufe durch gute Kenntnis der Systeme optimal und in ständiger Rückkoppelung aufeinander abzustimmen, zu kommunizieren, darzustellen
- *Konfliktfähigkeit:* positive Einstellung zu Konflikten, Kenntnisse zu Konfliktentstehung, Konfliktarten und Konfliktbewältigung, Konfliktfeldern im Case Management[19]

---

[19] Löcherbach, Jahr unbekannt, S. 204 -216

Selbstkompetenz

- *Fähigkeit zur (Selbst-) Reflexion*: Sensibilität für eigene Geschichte, eigene Bedürfnisse, eigene Handlungsmotive und Werte, Wissen, dass in der Interaktion mit Menschen immer auch eigene Anteile aktiviert werden und beeinflussend wirken können, Fähigkeit zu Bedürfnisaufschub, Urteilsbildung und Selbstorganisation; Kritikfähigkeit
- *Glaubwürdigkeit / Authentizität*: ehrlicher Umgang mit Fehlern und Schwächen, Fähigkeit, Sachverhalte objektiv und ohne eigene Interpretation wiederzugeben, Fähigkeit zur und Lust an persönlicher Entwicklung
- *Integrität*: Ehrlichkeit und Unbestechlichkeit, werteorientiertes Denken, Reden UND Handeln

Neben diesen Kompetenzen ist die **innere Haltung** der Case Manager entscheidend für einen erfolgreichen Case Management Prozess:

- ✓ Wissen um komplexe Systeme und damit Mut und Neugier für ungewisse und unvorhersehbare Situationen und Ergebnisse innerhalb des Prozesses (dabei geht es NICHT um Beliebigkeit!)
- ✓ Vertrauen in die Fähigkeit jedes Menschen, aus der Situation des Mangels heraus Stärke zu entwickeln und diese zur Gestaltung der Gesundheit und eigenen Lebenswelt einzusetzen
- ✓ unbedingte Akzeptanz von Eigensinn, unkonventionellen Lebensentwürfen, Anerkennung von Lebensleistungen
- ✓ bewusster Verzicht auf Bevormundung oder eine sonstige die Autonomie einschränkende Haltung und/oder auf eine Manipulation von Wünschen, Vorstellungen und Zielen der Klienten[20]
- ✓ einer „Orientierung an einer „Rechte-Perspektive" und ein parteiliches Eintreten für Selbstbestimmung und soziale Gerechtigkeit"[21]
- ✓ Case Manager lenken den Prozess, Ziele und Zeit bestimmen die Klienten

---

[20] Sambale, 2005, S. 17
[21] ebenda S.55

1.5 Kernfunktionen im Case Management

In der deutschsprachigen Literatur werden vier Funktionen unterschieden, die zwar in den unterschiedlichen Phasen des Regelkreises (siehe 1.6) unterschiedlich, aber innerhalb des Gesamtprozesses gemeinsam präsent sind. Innerhalb des Prozesses wechseln Case Manager die mit der Funktion verbundene Rolle je nach Situation.[22]

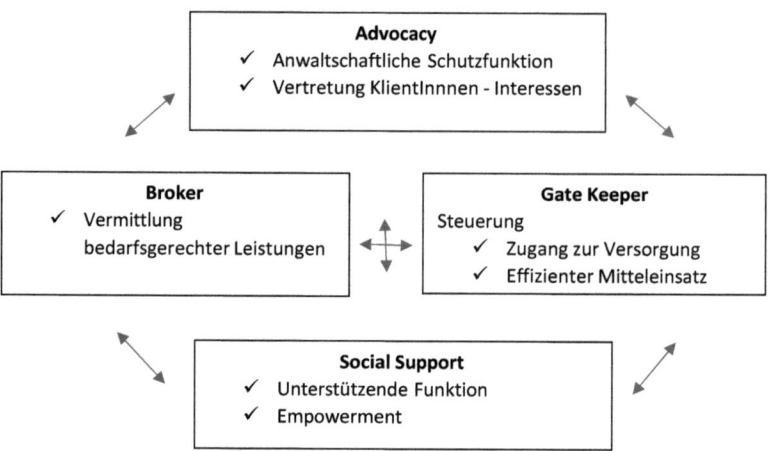

Abb. 4: Kernfunktionen Case Management - eigene Darstellung nach[23]

Advocacy-Funktion - anwaltschaftliche Funktion

Effektives Advocacy besteht darin, Klienten dabei zu unterstützen, ihre Bedürfnisse und Ziele zu identifizieren und ihre Stärken dahingehend zu entwickeln, dass sie ihre Ziele gegenüber Dienstleistungserbringern und Entscheidungsträgern vertreten lernen.
Case Manager

- ✓ nehmen konsequent den Blickwinkel ihrer Klienten ein
- ✓ haben anwaltschaftliche Funktion bei verschobenen Machpositionen
- ✓ unterstützen Klienten dabei, Ihre Bedürfnisse und Forderungen zu kommunizieren und für ihre Rechte eintreten zu können
- ✓ kommunizieren Lücken, Benachteiligung und Diskriminierung im Versorgungssystem, um „damit jenen Stellen, die für die Sicherstellung einer bedarfsgerechten Versorgung

---

verantwortlich sind, bessere Voraussetzungen für zielgerichtete Handlungsstrategien zu verschaffen"[24] (sozialpolitische Dimension)

✓ stehen für die Umsetzung und Qualität der abgesprochenen Maßnahmen ein[25]

Broker-Funktion - vermittelnde Funktion

In dem für Klienten meist unüberschaubaren Markt des Gesundheits- und Sozialwesens will Case Management das Finden und Nutzen geeigneter Hilfsangebote erleichtern. In der Broker-Funktion geht es deshalb um die *unabhängige, neutrale* Vermittlung zwischen Klienten und geeigneten Leistungsanbietern nach ausführlicher Beratung.

✓ Erfassen der Fallkonstellation durch geeignete Assessmentinstrumente
✓ Information und Beratung zu Inhalt, Qualität, Zugangsvoraussetzungen und Finanzierung von konkreten Leistungsangeboten
✓ neutrale, vermittelnde Position zwischen Klienten und Unterstützern mit dem Ziel einer passgenauen, angemessenen, wirksamen und nachhaltigen Versorgung
✓ Unterstützung bei der Erschließung des Zugangs

Gate-Keeper-Funktion - selektierende Funktion

Als „Tür-Wächter" übernehmen Case Manager die Aufgabe, einem Fall die angemessenen und vorrätigen Ressourcen mit Blick auf das gesamtgesellschaftliche Interesse zuzuteilen. „Durch Klientenselektion, ausgabenorientierte Steuerung und kontinuierliche Überwachung des Versorgungsprozesses soll der ineffizienten Nutzung der verfügbaren Ressourcen vorgebeugt und bei Klienten ebenso wie bei Leistungserbringern das Bewusstsein für eine wirtschaftlichen Versorgung erhöht werden. Case Manager

✓ steuern den Zugang zum Leistungssystem und orientieren sich dabei am Nutzwert für das Gesamtsystem
✓ teilen die richtigen, notwendigen und vorrätigen Ressourcen im Sinne des gesamtgesellschaftlichen Interesses zu[26]
✓ reduzieren Leistungsangebote, die sich überschneiden oder nicht angemessen sind und tragen damit zur Verbesserung der Kosten-Nutzen-Relation bei[27]

---

[24] Wingenfeld/Kleine, 2009, S.2
[25] Schuster, 2020 F.68
[26] Schuster, 2020, F.73
[27] Faßmann, 2000, S 7-9

Social Supporter:

In der Funktion der Social Supporter unterstützen Case Manager die Klienten bei der Nutzung vorhandener Ressourcen und dem Aufbau neuer Kompetenzen. Case Manager stärken, fördern und fordern Eigenverantwortung und Selbstbestimmung - letztendlich soll Case Management im Sinne des Empowerments Autonomie fördern und nicht abhängig machen.

- Emotionale Unterstützung bei fehlender kontinuierlicher Bezugsperson (abhängig vom individuellen Bedarf)
- Stärkung der Nutzerpersepektive, Selbsthilfefähigkeit, Selbsthilfebereitschaft, Motivationsaktivierung ➔ Empowerment[28]

1.6 Case Management Regelkreis

Neben diesen Kernfunktionen gibt es ein weiteres wichtiges Merkmal professionellen Case Managements: das Vorgehen ist immer an einem Regelkreis aus bestimmten, logisch aufeinander aufbauenden Überlegungs- Entscheidungs- und Handlungsschritten ausgerichtet. Dabei lassen sich Phasen, Arbeitsschritte und Teilaufgaben unterscheiden, „die in der Praxis nicht nacheinander, sondern eher parallel, wiederholend und querverbunden"[29] bearbeitet werden.

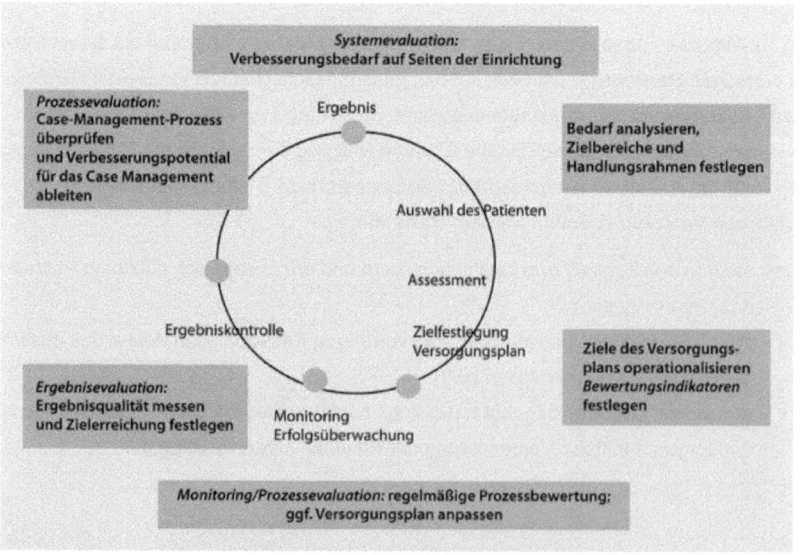

Abb. 3: Regelkreis Case Management - Quelle: Reibnitz, C.[30]

---

[28] Schuster, 2020, F.75
[29] Monzer, 2013, S.69
[30] Reibnitz, 2015, S. 31

Dieser Regelkreis stellt sowohl ein Kernelement des methodischen Handelns (konkrete Fallarbeit) als auch Momente der Prozessgestaltung einer Organisation dar und muss - bei vollständig implementiertem Case Management - entsprechend auf allen Ebenen zur Anwendung kommen.[31]

Der Case Management Regelkreis ähnelt dem Pflegeprozess nach Fiechter/Meier. Es gibt allerdings einen eindeutigen Unterschied: Für den Zugang zum Case Management Prozess müssen Klienten eindeutige und vordefinierte Kriterien erfüllen, während der Pflegeprozess bei jedem Patienten Anwendung findet. Die Phasen des Regelkreises sollen hier nur kurz erwähnt werden.

Intake - Identifikation und Aufnahme von Patienten mit komplexem Versorgungsbedarf

Typische Instrumente; Kriterienkatalog, Auftragsklärung, Vertrag, Überleitungsbogen, Kommunikationsvereinbarung, Datenschutz und Schweigepflichtentbindung

Assessmentphase Sammeln und Auswerten von Informationen / Erfassen von Problemen und Ressourcen

Mögliche Instrumente/Techniken: Überleitungsbogen, Checklisten, Klientenorientierte Gesprächsführung, Netzwerkkarte, P.E.L.Z - Modell, Emotions-Skalen, Ressourcenkarten

Hilfeplanung mit zielbezogener Handlungsplanung

Mögliche Instrumente/Techniken: Ziel- und Hilfeplan mit Unterschrift/Kontrakt, Protokoll für Hilfeplankonferenz, offene, lösungsorientierte Fragen, Suche nach Ausnahmen, Wunderfrage, Reframing

Linking mit Umsetzung der geplanten Maßnahmen

Mögliche Instrumente - Überleitungsbogen, Zielvereinbarung, Qualitätsstandards zur Durchführung von Leistungen, Hilfeplankonferenz/Fallbesprechung, Netzwerkkarte zur Fortführung, Checklisten, Verlaufsbögen bzw. geeignete Software für Beteiligte

Monitoring mit Überwachung und Anpassung der Prozessdurchführung

Mögliche Instrumente - Überleitungsbogen, Protokoll der Hilfeplankonferenz/Fallbesprechung, Netzwerkkarte, Gesprächsprotokolle, Checklisten / Skalen zur Einschätzung des Erreichens von Teilzielen

Evaluation mit Auswertung des Gesamtprozesses

Mögliche Instrumente - Abschlussgespräch, Fragebogen zur Zufriedenheit, Situationseinschätzung aus Assessment zur Sichtbarmachung der Veränderung, Notfallbox, Entpflichtungserklärung, Abschlussbericht[32]

---

[31] Löcherbach, P., Wendt, WR., 2020, S. 33
[32] Kollak, Schmidt, 2019, S.16-96

2 Case Management im Überleitungsmanagement in der Außerklinischen Beatmung

Geht es um die Überleitung von intensivpflege - bedürftigen Patienten in die außerklinische Beatmung und die damit verbundene Schnittstellenproblematik, begegnet man immer wieder den Begriffen **Entlassungsmanagement**, **Überleitungsmanagement** und **Case Management**. Doch wie unterscheiden sich diese Begriffe voneinander?

2.1 Entlassungs-, Überleitungs- und Case Management

Das **Entlassungsmanagement** fokussiert den Zeitpunkt und Versorgungsbedarf der Patient-Innen bei Verlassen des Krankenhauses.[33] Ein Anspruch auf ein strukturiertes **Entlassungs-management** lässt sich aus den Sozialgesetzbüchern ableiten:

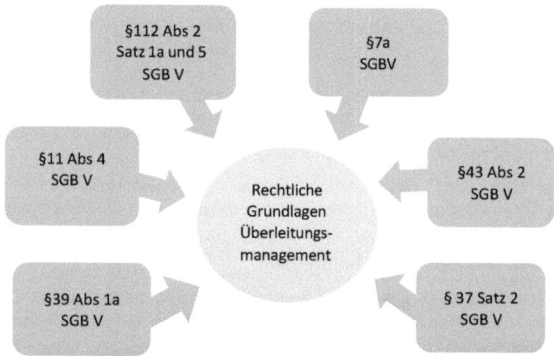

Abb. 4: Rechtliche Grundlagen im Überleitungsmanagement_eigene Darstellung nach Reibnitz und Kuckeland[34] geändert nach aktueller Rechtslage durch Autorin

§39 Abs 4 Satz 4 SGB V: „Die Krankenhausbehandlung umfasst ein Entlassmanagement zur Unterstützung einer sektorenübergreifenden Versorgung der Versicherten *beim Übergang* in die Versorgung nach Krankenhausbehandlung. § 11 Absatz 4 Satz 4 gilt"

§11 Abs 4 SGB V: „Versicherte haben Anspruch auf ein Versorgungsmanagement *insbesondere zur Lösung von Problemen beim Übergang* in die verschiedenen Versorgungsbereiche; [...]"

§112 Abs 1 Satz 1a und 5 SGB V: "Die Landesverbände der Krankenkassen und die Ersatzkassen gemeinsam schließen mit der Landeskrankenhausgesellschaft oder mit den Vereinigungen der Krankenhausträger im Land gemeinsam Verträge, [..] Die Verträge regeln insbesondere [...] 1a: *Aufnahme und Entlassung* der Versicherten"

---

[33] Ballsieper, Lemm, Reibnitz, 2012, S.3
[34] Reibnitz und Kuckeland, 2015, S. 25 7

§7a SGB V: Personen, die Leistungen nach diesem Buch erhalten, haben Anspruch auf individuelle Beratung und Hilfestellung durch einen Pflegeberater oder eine Pflegeberaterin bei der Auswahl und Inanspruchnahme von bundes- oder landesrechtlich vorgesehenen Sozialleistungen sowie sonstigen Hilfsangeboten, die auf die Unterstützung von Menschen mit Pflege-, Versorgungs- oder Betreuungsbedarf ausgerichtet sind"

§43 Abs 2 SGB V: „Die Krankenkasse kann neben den Leistungen [...] wirksame und effiziente Patientenschulungsmaßnahmen für chronisch Kranke erbringen; Angehörige und ständige Betreuungspersonen sind einzubeziehen, wenn dies aus medizinischen Gründen erforderlich ist."

§37 Satz 2 SGB V: „Versicherte erhalten in ihrem Haushalt, ihrer Familie oder sonst an einem geeigneten Ort, insbesondere in betreuten Wohnformen, Schulen und Kindergärten, bei besonders hohem Pflegebedarf auch in Werkstätten für behinderte Menschen als häusliche Krankenpflege Behandlungspflege, wenn diese zur Sicherung des Ziels der ärztlichen Behandlung erforderlich ist"[35]

Alle diese Gesetze fordern die Leistungserbringer auf, den gesicherten *Übergang* von Versicherten zu gewährleisten.

Ein **Überleitungsmanagement** beinhaltet jedoch weit mehr als ein Entlassungsmanagement, da hier *alle* unter Qualitätsgesichtspunkten kritischen Episoden innerhalb des gesamten Versorgungsverlaufes einbezogen werden. Es beinhaltet „ein zielgerichtetes System von Zusammenarbeit zu organisieren, zu kontrollieren und auszuwerten, das am konkreten Unterstützungsbedarf der einzelnen Person und der Beteiligung des Patienten ausgerichtet ist".[36] Ein Anspruch auf Überleitungsmanagement konnte von der Verfasserin aus den Sozialgesetzbüchern nicht abgeleitet werden - es sind eher fragmentierte Ansprüche auf „ein bisschen Entlassung, ein bisschen Anschlussversorgung, ein bisschen Schulung, ein bisschen Krankenversorgung" (wenn Mann/Frau denn über diese Ansprüche Bescheid wissen!!). Einen Anspruch auf eine Begleitung, die den Gesamtprozess zusammenfassend plant, führt und lenkt konnte nicht gefunden werden. Gerade in komplexen und langfristigen Versorgungsformen wie der Außerklinischen Beatmung ist die Versorgung mit der Entlassung aus der Klinik / Aufnahme in der Häuslichkeit jedoch nicht abgeschlossen. Hier ist dieser Übergang ein wichtiger- aber eben nur ein Teilprozess.

Case Management kann - nach den im ersten Teil erarbeiteten Grundlagen - der übergeordneten Steuerung von Prozessen innerhalb des Entlassungsmanagements / Überleitungsmanagements dienen, hier können Methoden aus dem Case Management zu passgenaueren, und damit nachhaltigeren Lösungen, und ein Ausfüllen aller Kernfunktionen zu angemesseneren Ergebnissen führen. Zwingend verbunden ist keine der beiden Formen mit dem Konzept des Case Management. Es bleibt den Unternehmen überlassen, ob und wie Case Management eingesetzt / vollständig implementiert wird.

---

[35] Bundesministerium der Justiz und für Verbraucherschutz
[36] Ballsieper, Lemm, Reibnitz, 2012, S.6-8

2.2 Überleitungsmanagement in der Außerklinischen 1:1 Intensivpflege

Das Überleitungsmanagement im Unternehmen der Verfasserin beinhaltet mehrere ineinander übergreifende, dabei in sich geschlossene Prozesse: Aufnahme-, Versorgungs- und Entlassungsprozess. Dabei soll jeder Prozess auf der Organisations- / Systemebene alle Abläufe und Dokumentationen enthalten, die auf der Fallebene eine sichere und qualitativ hochwertige Versorgung der betreuten Patienten ermöglichen.

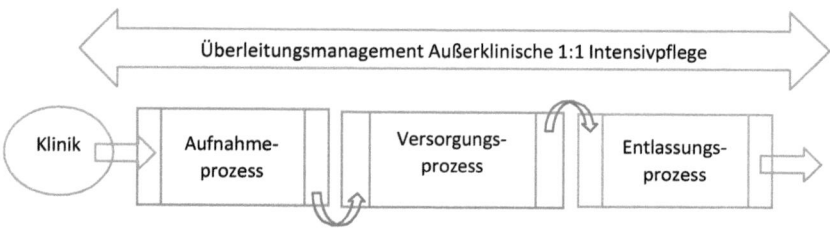

Abb. 5: Überleitungsmanagement Außerklinische 1:1 Intensivpflege_eigene Darstellung nach[37]

Um diese Strukturen und Prozesse aufbauen und immer wieder *am Fall* ausrichten zu können, ist der Case Management Regelkreis - hier insbesondere die dem eigentlichen Aufnahmeprozess vorgeschaltete **Klärungsphase** - eine gute Grundlage für weitere Entscheidungs- und Handlungsschritte.

Für den Aufnahmeprozess innerhalb des Überleitungsmanagements müssen folgende Überlegungen eine Rolle spielen um überhaupt „Fälle" versorgen zu können:

Case Finding - welche Patienten will das Unternehmen versorgen / nach welchen Kriterien wählen wir Patienten aus

- ✓ Indikation Beatmung / Trachealkanüle gestellt
  - o Stabile Beatmungssituation > 7 Tage
  - o Patient ist ohne kreislaufstabilisierende Medikamente stabil
- ✓ ausschließlich 1:1 Versorgung
- ✓ Kapazitäten vorhanden
- ✓ Patienten und Angehörige wurden zum Angebot des Unternehmens und zur Finanzierung beraten und entscheiden sich freiwillig für eine Versorgung

Access - wie erfahren Patienten, Angehörige und Zuweiser von unserem Angebot

- ✓ Akquise, Netzwerkarbeit und persönliche Empfehlungen
- ✓ ausführliche Homepage mit freien Kapazitäten, Kontaktanfrage / Rückrufbitte und klar definiertem Ansprechpartner

---

[37] Ballsieper, Lemm, Reibnitz, 2012, S.7

✓ Suchmaschinenoptimierung und Internetrezensionen

✓ *ein* Ansprechpartner für gesamten Prozess - Rückmeldung für Anfragen innerhalb 24 Stunden

Intake - wie ermöglichen wir Patienten und Angehörigen die Entscheidungsfindung

✓ Erstgespräch mit potentiellem Patienten und dessen Angehörigen

    o Aufbau einer vertrauensvollen Beziehung zum Kunden und dessen Angehörigen durch Information zum Unternehmen, zum Ablauf des Überleitungsmanagements, zur Heimbeatmung und zur Finanzierung

    o Erkundung und Klärung der gegenseitigen Erwartungen

    o Erkundung der Mitwirkungsfähigkeiten der Patienten und Angehörigen

    o Zeit für eine Entscheidung geben

    o Gegebenenfalls Verträge unterzeichnen

Aus der Klärungsphase ergeben sich die Aspekte, die weiteren Verbesserungsbedarf beinhalten und / oder einer klareren Struktur bedürfen.

Für das Überleitungsmanagement im Unternehmen ergab sich die Frage: Wie können die Abläufe im Aufnahmeprozess so strukturiert werden, dass sie für alle Beteiligten klar erkennbar sind, sich am tatsächlichen Bedarf der Patienten und Angehörigen ausrichten und Aufnahmen dabei dennoch effektiv und effizient verlaufen? Dieser Prozess hat wesentliche Auswirkungen auf den anschließenden Versorgungsprozess, weshalb hier der Planung der notwendigen Hilfeleistungen in verschiedenen Bereichen und der Organisation und Koordination einer Vielzahl an der Versorgung Beteiligter (Patienten, Angehörige, Sozialdienst, ärztliches und pflegerisches Personal Klinik, Hausarzt, Facharzt, Physiotherapie, Logopädie, Ergotherapie, Provider Beatmung, Sanitätshaus, Krankentransport, Kostenträger) eine große Bedeutung zukommt. Die Ziele des Aufnahmeprozesses sind:

- die Organisation eines sicheren und reibungslosen Übergangs von einer Versorgungseinrichtung in die Häuslichkeit unter Einbeziehung der individuellen Bedürfnisse und des individuellen Bedarfs der Patienten und Angehörigen
- Bündelung der Kompetenzen auf einen Ansprechpartner und damit effektive und effiziente Leistungserbringung
- die Sicherstellung des individuellen Versorgungsverlaufes
- Identifikation der Patienten, die potentiell für eine Rückzugspflege geeignet sind
- Beratung, Schulung und Ermutigung von Angehörigen im Rahmen der Rückzugspflege, Stärkung der Selbsthilfebereitschaft und -fähigkeit

Wie kann der Aufnahmeprozess nach dem **Intake** strukturiert werden:

Assessment

Das Assessment bildet mit seinen möglichst umfassend erhobenen Daten und Informationen die Grundlage für eine angemessene, bedarfsorientierte und individuelle Versorgungsplanung. Dabei gilt es, anhand von geeigneten Assessmentinstrumenten *die richtigen* und nicht möglichst viele Informationen aufzunehmen. Hier wurden für das Fallmanagement Checklisten und ein strukturierter Überleitungsbogen geschaffen.

Assessment im Hausbesuch

- Aufnahme aller relevanten Daten und Informationen durch strukturierten Überleitungsbogen ➔ persönliche Daten, Wohnverhältnisse, Ärzte, Betreuung / Vollmacht, derzeitige Kommunikation, Mobilität und Orientierung, Krankheitsverlauf, Probleme und Ressourcen
- Hilfe bei der Antragstellung (persönlicher Antrag durch Kunden oder dessen Betreuer)
- Aufklärung und Abschluss Pflegevertrag
- Beurteilung des Wohnumfeldes
  - ➢ Ist ausreichend Platz für die Pflege?
  - ➢ Sind die hygienischen Voraussetzungen gewährleistet?
  - ➢ Sind Umbauten notwendig?
- Vorstellung Rückzugspflege anhand des Schulungsprogrammes für Angehörige

Assessment Klinik

- Kontakt Pflege, Therapeuten, Ärzte
  - ➢ Aufnahme von Problemen, Ressourcen
- Kontakt Sozialdienst
  - ➢ Voraussichtliches Entlassungsdatum
  - ➢ Hilfsmittel? Pflegegrad? Schwerbehinderung?
  - ➢ Klärung Transport (wer begleitet Patienten nach Hause)
- Kontakt Medizintechnik / Sanitätshaus / sonstige Firmen
  - ➢ Aufnahme sämtlicher Medizintechnik, Hilfsmittel, Verbrauchsmaterial

Planung der 1:1 Versorgung

- Verordnung häusliche Krankenpflege (§37/2 SGB V)
- Individuellen Versorgungsplan erstellen
- Bedarf an Hilfsmitteln, Medizintechnik und Verbrauchsmaterial erstellen
- Kostenübernahme Kostenträger sichern
  - ➢ Antragstellung Pflegegrad, Schwerbehinderung mit Sozialdienst klären

Koordination, Umsetzung notwendigen Maßnahmen

- Kontakt Medizintechnik
  - ✓ Welche Medizintechnik / Verbrauchsmaterialien wurde bereits verordnet / beantragt?
  - ✓ Verordnete Verbrauchsmaterialien passend und ausreichend?
- Kontakt Sanitätshaus
  - ✓ Absprache, welche Hilfsmittel benötigt werden
- Kontakt weiterer Firmen
  - ✓ Klärung der Tracheostomaversorgung
  - ✓ Klärung der enteralen / parenteralen Ernährung
  - ✓ Klärung der Wundversorgung
- Bedarfsliste Unternehmen - „Erstausstattung" nach Checkliste zusammenstellen
- Planung Geräteschulung nach MPG MPBetreibV§10

Überwachung / Monitoring

- Rückmeldung über Bearbeitungsstand der vereinbarten Maßnahmen einfordern
- Aufbau der Medizintechnik / Hilfsmittel in der Häuslichkeit (Standard = 24 Stunden vor der Entlassung)
- Aufbau des Patientenplatzes und Überprüfung auf Vollständigkeit (Standard = 24 Stunden vor der Entlassung)
- Letzter Kontakt Sozialdienst - Entlassung fix?

Evaluation

- Bewertung des Aufnahmeprozesses auf Einrichtungsebene nach Evaluationsbogen
  - ✓ Re-Check nach 48 Stunden
  - ✓ Pflegevisite nach 10 Tagen
  - ✓ Gegebenenfalls Evaluation nach Schulungsende

Im Flussdiagramm lässt sich der Aufnahmeprozess wie folgt darstellen:

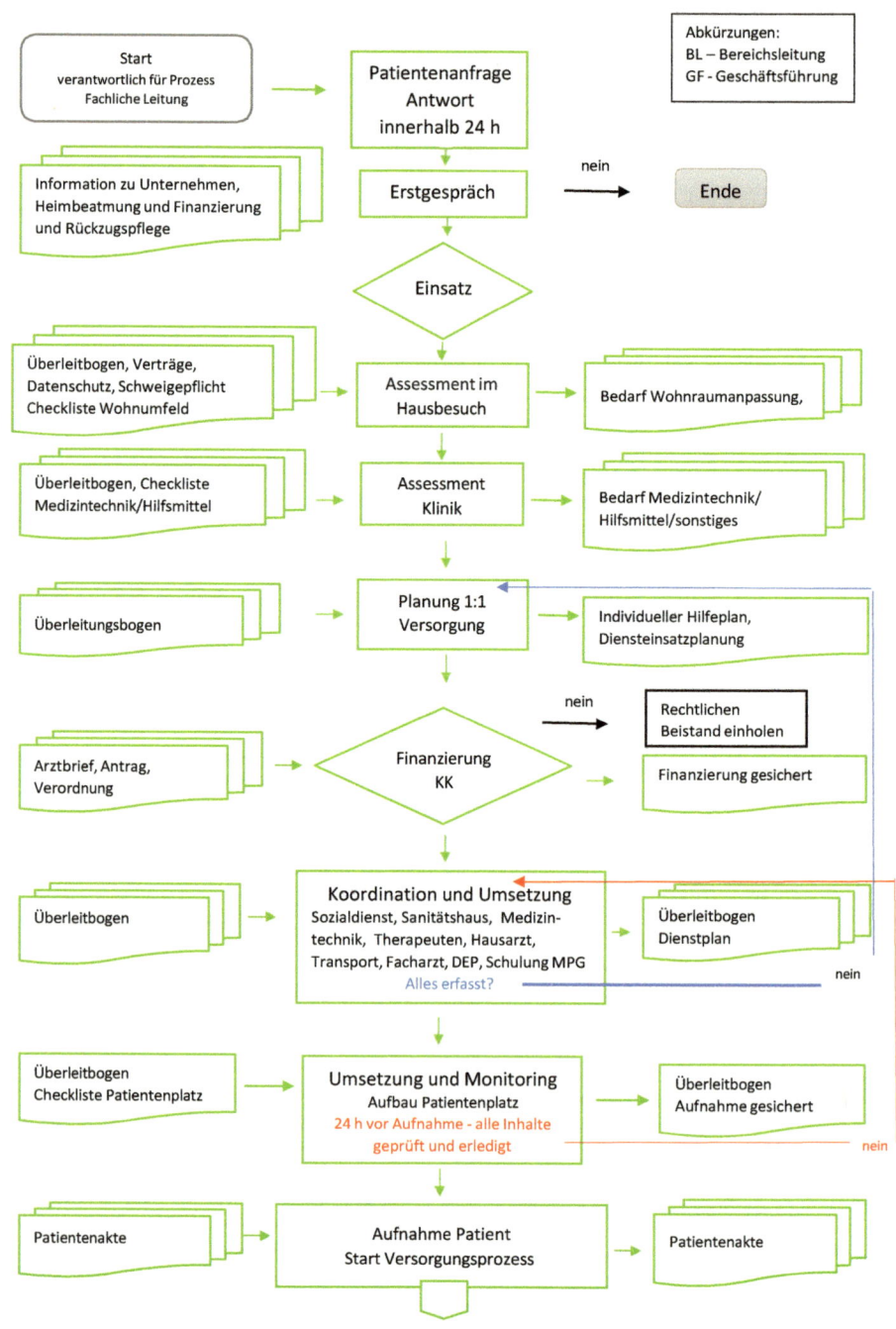

Start
verantwortlich für Prozess
Fachliche Leitung

Patientenanfrage
Antwort
innerhalb 24 h

Abkürzungen:
BL – Bereichsleitung
GF - Geschäftsführung

Information zu Unternehmen,
Heimbeatmung und Finanzierung
und Rückzugspflege

Erstgespräch

nein

Ende

Einsatz

Überleitbogen, Verträge,
Datenschutz, Schweigepflicht
Checkliste Wohnumfeld

Assessment im
Hausbesuch

Bedarf Wohnraumanpassung,

Überleitbogen, Checkliste
Medizintechnik/Hilfsmittel

Assessment
Klinik

Bedarf Medizintechnik/
Hilfsmittel/sonstiges

Überleitungsbogen

Planung 1:1
Versorgung

Individueller Hilfeplan,
Diensteinsatzplanung

nein

Rechtlichen
Beistand einholen

Arztbrief, Antrag,
Verordnung

Finanzierung
KK

Finanzierung gesichert

Überleitbogen

Koordination und Umsetzung
Sozialdienst, Sanitätshaus, Medizin-
technik, Therapeuten, Hausarzt,
Transport, Facharzt, DEP, Schulung MPG
Alles erfasst?

Überleitbogen
Dienstplan

nein

Überleitbogen
Checkliste Patientenplatz

Umsetzung und Monitoring
Aufbau Patientenplatz
24 h vor Aufnahme - alle Inhalte
geprüft und erledigt

Überleitbogen
Aufnahme gesichert

nein

Patientenakte

Aufnahme Patient
Start Versorgungsprozess

Patientenakte

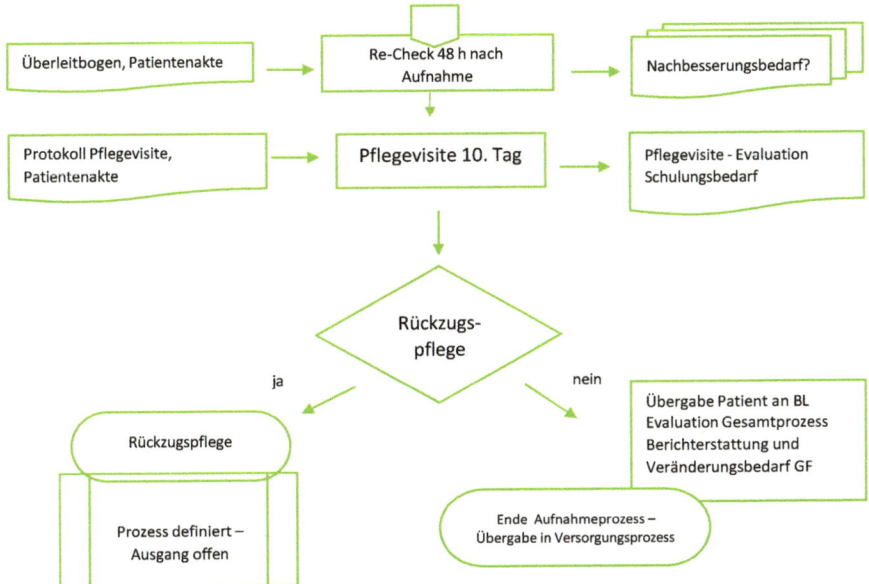

Abb. 6: Flussdiagramm zum Aufnahmeprozess im Überleitungsmanagement Außerklinische 1:1 Versorgung
eigene Darstellung Autorin

Die eigentliche Herausforderung beginnt in dezentralen Versorgungen oft erst im Versorgungsprozess, wenn neben der ersten Freude über „die eigenen vier Wände", neben dem ersten „wir schaffen das" auch der Teil der Realität Einzug hält, der eine Einschränkung der Privatsphäre, Abgabe eines Teiles von Selbstbestimmung, häufig wechselnde Pflegefachkräfte und die leise Ahnung beinhaltet, dass der Wechsel vom Krankenhaus in die eigenen Häuslichkeit nicht nur ein Wechsel zwischen Sektoren, sondern auch ein Wechsel innerhalb des eigenen Lebensentwurfes darstellt. Spätestens hier machen sich Fehlversorgungen, die sich nicht am tatsächlichen Patientenbedarf orientieren, bemerkbar. Neben einer strukturierten und fachlich fundierten Pflege (im Unternehmen orientiert am Pflegeprozess nach Fiechter und Meier) können in diesem Teilprozess Begleitung, Aufklärung, Schulung, Anleitung und Beratung sowohl zu einer deutlichen Entlastung der Patienten, der Angehörigen und Mitarbeiter als auch einem optimierten Versorgungsumfang im gesamtgesellschaftlichen Sinne führen. Deshalb soll die Hauptaufgabe des Überleitungsmanagements in diesem Prozess in der Begleitung und Schulung von Angehörigen zur selbstständigen (Teil-) Übernahme der intensivpflegerischen Versorgung im

Sinne der Rückzugspflege liegen - ein entsprechendes Schulungskonzept für Angehörige wurde erarbeitet.

Voraussetzung für die Teilnahme am Schulungsprogramm sind:

- intermittierende invasive oder nichtinvasive Beatmung
- Versorgung mit einer Trachealkanüle
- stabile Familiensituation
- *ausreichende physische, psychische und kognitive Fähigkeiten* zur Teilnahme am Programm
- Einwilligung der behandelnden Ärzte

Die Angehörigenschulung soll dem langsamen Rückzug der professionellen Pflege auf ein - mit den Patienten und Angehörigen im Einzelfall auszuhandelndes - passgenaues, nachhaltiges und angemessenes Maß dienen. Dabei wird das Schulungsprogramm in aller Regel erst nach Abschluss des Aufnahmeprozesses beginnen, wenn die komplexe Organisation der medizinisch-pflegerischen Versorgung abgeschlossen ist. Entscheiden sich Angehörige für eine Rückzugspflege, führt die Fachliche Leitung durch das Programm und bleibt bis zum Abschluss Ansprechpartner. In allen anderen Fällen wird die Versorgung nach Abschluss der Pflegevisite an die zuständige Bereichsleitung übergeben.

2.3 Überleitungsmanagement am Fallbeispiel Herr D.

Intake

Herr D ist 65 Jahre alt und wird aufgrund einer ALS (Amyotrophe Lateralsklerose) intermittierend invasiv beatmet. Nach Einstellung auf ein Heimbeatmungsgerät strebt er mit seiner Ehefrau eine Versorgung in der Häuslichkeit an. Herr D. erfüllt die Kriterien für die Aufnahme im Unternehmen (Trachealkanüle und / oder Beatmung) und so wird von der Fachlichen Leitung ein Erstgespräch in der Klinik vereinbart, welches zunächst dem Aufbau einer vertrauensvollen Beziehung durch Information zum Unternehmen, zur Heimbeatmung, zur Finanzierung und zum Vorgehen im Überleitungsmanagement dient. Zudem dient es der Ermittlung des zu erwartenden Pflegebedarfes und der Erkundung der Motivation der Angehörigen zur Beteiligung an der Pflege und zur Teilnahme am Schulungsprogramm (Kriterienkatalog Anlage 1). Familie D. erhält sowohl mündliche Informationen zur Möglichkeit der Rückzugspflege als auch ein schriftliches Schulungskonzept mit ausführlichem Schulungsverlauf. Für eine Entscheidung wird ein telefonischer Folgetermin vereinbart.

Assessment im Hausbesuch:

Zum Assessment im Hausbesuch werden alle relevanten Daten und Informationen anhand eines Überleitungsbogens (persönliche Daten, Wohnverhältnisse, Ärzte, Betreuung / Vollmacht, derzeitige Kommunikation, Mobilität und Orientierung Herr D., Krankheitsverlauf aus Sicht Frau D.) und einer Checkliste zum Wohnumfeld erhoben. Mit der Familie werden Pflegeverträge (SGB V und XI), Datenschutz, Schweigepflichtentbindung und Anträge für die Finanzierung der häuslichen Krankenpflege besprochen und unterzeichnet. Im Anschluss werden Probleme und Ressourcen aufgenommen.

Familie G wohnt in einem Einfamilienhaus, das Pflegezimmer soll im ehemaligen Schlafzimmer eingerichtet werden, welches sich im zweiten Stockwerk - zugänglich über eine Wendeltreppe - befindet. Das Badezimmer befindet sich ebenfalls im Obergeschoss und verfügt über eine Badewanne. Anwesend sind Ehefrau, Tochter und Schwiegersohn:

Probleme und Ressourcen aus Sicht Frau D.

- o   Kommunikation zum Ehemann durch Trachealkanüle erschwert
  - ✓   Keine kognitiven Einschränkungen, Nutzung von Hilfsmitteln möglich
- o   Einschränkungen der freien Bewegung durch Rollstuhl (steile Straße)
  - ✓   Bedürfnis nach freier Bewegung und Teilhabe trotz Einschränkung
  - ✓   Hilfsmittelnutzung möglich
  - ✓   VW Bus zum Umbau für Reisen vorhanden (§83 SGB IX)
  - ✓   Zuschuss nach §83 SGB IX möglich
- o   Eingeschränkte Privatsphäre bei dauerhafter 24 - stündiger Intensivpflege
  - ✓   Motivation und voraussichtliche Fähigkeit zur Teilversorgung vorhanden

Probleme aus Sicht der Pflege
- o   Pflegezimmer im 2. Stock nicht uneingeschränkt erreichbar
- o   Bad nicht zur Pflege geeignet
  - ✓   Ausreichend Platz und finanzielle Sicherheit für Umbaumaßnahmen
  - ✓   Zuschuss nach §83 SGB IX möglich

➔ Siehe Individueller Versorgungsplan Anlage 3 / Spalte 1

Assessment Klinik:

Nach Vereinbarung und Abstimmung mit Frau D. erfolgt in der Klinik die Vervollständigung des Überleitungsbogens mit allen Informationen zu Beatmungsgeräten, -modus, -pausen, Trachealkanüle Größe und Modell, Inhalation, Sauerstoff, Absaugung, Keime, Dekubitus, Wunden und PEG. Es werden Probleme und Ressourcen aus Sicht der Pflegefachkräfte,

Therapeuten, behandelnder Ärzte und des Sozialdienstes aufgenommen. Mit dem Sozialdienst werden anhand des Überleitungsbogens benötigte und bereits beantragte Hilfsmittel, involvierte Hilfsmittellieferanten und Provider besprochen und das Entlassungsprozedere konkretisiert (Entlassungsdatum / -zeit, Zuständigkeit Transport, Entlassungsbrief, Mitgabe Medikamente und Verordnung häusliche Krankenpflege).

Problemen und Ressourcen aus Sicht der Pflege
- o Dekubitus Grad 4
  - ✓ Keine Keimbesiedelung
- o Rumpf- und Kniestabilität eingeschränkt - erschwerte Mobilisation
  - ✓ Sehr gut Compliance und Mithilfebereitschaft des Patienten
  - ✓ Keine Schmerzen

Probleme und Ressourcen aus Sicht der Therapeuten
- o Trachealkanüle noch nicht optimal
  - ✓ Keine kognitiven Einschränkungen, sehr gute Compliance
- o Rumpf- und Kniestabilität noch nicht optimal - erschwerter Transfer
  - ✓ Training Aufstehhilfe erfolgt und wird toleriert

Probleme und Ressourcen aus Sicht der Ärzte
- o Keine ausreichende Eigenatmung
  - ✓ Beatmung ist stabil eingestellt und wird toleriert
  - ✓ Beatmungspausen werden toleriert
  - ✓ Provider involviert - Kostenzusagen liegen bereits vor

➔ Siehe Individueller Versorgungsplan Anlage 3 / Spalte 1

Planung der 1:1 Versorgung, Linking, Monitoring
Anhand der Probleme und Ressourcen werden mit allen Beteiligten die Ziele, die zu planenden (von allen Beteiligten akzeptierten und als realistisch eingeschätzten) Maßnahmen, Zeitrahmen und Zuständigkeiten festgelegt. Diese Absprachen erfolgen in diesem Fall in koordinierten Einzelgesprächen.

➔ siehe individueller Versorgungsplan Anlage 3 / Spalten 2-5: rot: Organisation sofort, orange: Organisation bis zum Tag der Aufnahme, grün: Organisation nach Aufnahme

Es folgen die Klärung der Finanzierung durch den Kostenträger, ein Abgleich der Diensteinsatzplanung mit dem geplanten Aufnahmedatum, die Planung und Durchführung von Mitarbeiterschulungen nach MPG MPBetreibV§10 und die Organisation des Aufbaus des Patientenplatzes. Dieser letzte Schritt dient gleichzeitig zur Kontrolle, ob die gelieferte

Medizintechnik samt Verbrauchsmaterialien sowie die Hilfsmittel mit erstellter Planung und getroffenen Absprachen übereinstimmen. Nach Prüfung aller für die Aufnahme in der Häuslichkeit erforderlichen Maßnahmen und einer letzten Absprache mit dem Sozialdienst der Klinik kann Herr D. in die Häuslichkeit entlassen werden.

Nachdem die Familie zwei Wochen lang erste praktische Erfahrungen mit der häuslichen Versorgung sammeln konnte, können sich Familie D. und die Fachliche Leitung dem Thema Rückzugspflege zuwenden.

Sowohl die behandelnden Klinikärzten als auch der behandelnde Hausarzt trauen Frau D. eine selbstständige Teilversorgung zu und sind bereit, die ärztliche Verantwortung mitzutragen.

Die Schulung beinhaltet ein Orientierungsgespräch zur nochmaligen Einschätzung der Ausgangssituation, zum Abklären von neu hinzugekommenen Problemen und / oder Bedenken, zu Fragen der Lernmotivation und der angestrebten Eigenleistung. Das Ehepaar hat sich im Vorfeld bereits Gedanken zum gewünschten Versorgungsumfang gemacht so dass hier kein weiterer Klärungsbedarf besteht. Für die weiteren Themenkomplexe (Krankheitsbild, Beatmung, endotracheales Absaugen, Tracheostomapflege und Trachealkanülenwechsel) werden jeweils zwei Stunden Theorie im Abstand von je einer Woche vereinbart. Zwischen den Terminen zur Schulung wird Frau D. von den Pflegefachkräften vor Ort in die Versorgung einbezogen und praktisch angeleitet. Die erlernten Inhalte werden von ihr unter Anleitung geübt und gefestigt. Nach fünf Wochen (7 Wochen nach Aufnahme in die Häuslichkeit) kann die Schulung abgeschlossen werden. Alle geschulten Inhalte, die Durchführung unter Anleitung sowie die selbstständige Durchführung wurden dokumentiert und von allen Beteiligten unterzeichnet. Gemeinsam wird eine Übergangszeit von vier Wochen festgelegt, in welcher Frau D. die Versorgung ihres Mannes in den vereinbarten Zeiten von 15 Uhr bis 21 Uhr selbstständig übernimmt und die Pflegefachkräfte ausschließlich zur Sicherheit vor Ort eingeplant werden. Nach dieser Zeit fühlt sich Frau D. bereit, die Versorgung ohne Hintergrundsicherung zu übernehmen und so kann die Verordnung häuslicher Krankenpflege auf die reduzierten Stunden angepasst werden. Die Fachliche Leitung bleibt für weitere vier Wochen Ansprechpartner, danach kann die Versorgung an die Bereichsleitung übergeben und der Aufnahmeprozess beendet werden.

Evaluation:

Anhand eines Evaluationsbogens wird der Aufnahmeprozess evaluiert (Anlage 2). Für die Familie waren alle Abläufe gut nachvollziehbar und die Rückzugspflege hat ihr - neben einem Mehr an Privatsphäre - zu mehr Autonomie und Lebensqualität verholfen.

3   Zusammenfassung und Fazit

Die eingangs gestellte Frage, „Kann Case Management die Qualität im Überleitungsmanagement des Unternehmens verbessern und können Patienten, Angehörige, Unternehmen und Kostenträger davon profitieren?" muss in zwei Fragen aufgeteilt werden:

Kann die Qualität im Überleitungsmanagement mit Case Management verbessert werden? Eindeutig Ja! Die Versorgung im beschriebenen Beispiel konnte ohne Verzicht auf Sicherheit auf ein angemessenes und für die Familie passendes Maß reduziert, die Kosten für das Gesundheitssystem gesenkt und der unangemessene Einsatz von knappen Personalressourcen vermieden werden. Die Mitarbeiter des Unternehmens konnten sich in der gelenkten Anleitung der Angehörigen weiterentwickeln und ihr professionelles Verständnis von Pflege erweitern.

Profitieren Patienten, Angehörige, Unternehmen, Mitarbeiter und Kostenträger? Jein. Während Patienten, Angehörige, Mitarbeiter und Kostenträger profitieren, bedeutet diese aktiv gelenkte Form der Überleitung für das Unternehmen erhöhte Personalkosten bei gleichzeitigem - zunächst ersatzlosem - Verlust von Versorgungsstunden und damit erneuten Kosten für neu zu akquirierende Patienten. Solange Unternehmen hier für eine patientenorientierte Optimierung der Versorgungen allein Sorge tragen sollen, ohne dass sich Kostenträger an dieser Leistung beteiligen, werden sie die Steuerung in ein solches Angebot nicht am Fall, sondern am jeweiligen Unternehmensinteresse ausrichten (müssen). Und genau das macht in der Praxis ein noch so gut strukturiertes Überleitungsmanagement *eben noch nicht* zum reinen Case Management. Dennoch kann das Wissen um dieses Konzept, um die Haltung und Methodik, die damit in Verbindung stehen, zu einem Bewusstsein führen, das Qualität in der Pflege nicht an Unternehmensgrenzen endet, sondern das es möglich sein kann, gemeinsam und im gesamtgesellschaftlichen Sinne Lösungen zu finden.

„Gerade darum aber müssen Case Managerinnen und Case Manager mit der Paradoxie leben, dass das, was sie versuchen, gerade deshalb, weil sie es versuchen, niemals so gelingen kann, wie sie es intendieren [..]. Trotzdem nicht aufzugeben, das (nun postheroische) Steuern, Abstimmen, ja Managen immer wieder zu versuchen, unterscheidet den ironischen vom tragischen Professionellen und bringt die Haltung in den Blick, die das Arbeiten in komplexen Systemen nicht nur ertragen, sondern konstruktiv, bescheiden und auch lustvoll gestalten lässt."[38]

---

[38] Kleve, 2009, S18

4   Quellenverzeichnis

Arbeitsgemeinschaft Case Management der Österreichischen Gesellschaft für soziale Arbeit (ogsa): „Positionspapier" Wien 2020 in https://ogsa.at/wpcontent/uploads/2018/12/ogsa_Standards-f%C3%BCr-Social-Work-Case-Management.pdf (28.04.2021

Baecker, Dirk: „Organisation als System", Suhrkamp Verlag Frankfurt/M 1999

Ballsieper, Katja, Lemm, Ulrich, Reibnitz von, Christine: „Überleitungsmanagement –

Bundesministerium für Justiz und Verbraucherschutz: Sozialgesetzbuch V in SGB 5 - nichtamtliches Inhaltsverzeichnis (gesetze-im-internet.de) (12.05.2021) (02.06.2021)

Deutsches Netzwerk für Qualitätsentwicklung in der Pflege (DQNP): Expertenstandard „Entlassungsmanagement in der Pflege", Osnabrück 2019

Deutsche Interdisziplinäre Gesellschaft für außerklinische Beatmung (DIGAB) e.V: „Nichtinvasive und invasive Beatmung als Therapie der chronischen respiratorischen Insuffizienz", Freiburg 2017

Deutsche Gesellschaft für Care und Case Management (DGCC): „Case Management Leitlinien – Rahmenempfehlungen, Standards und ethische Grundlagen", Mainz 2015 in https://www.dgcc.de/case-management-leitlinien (24.04.2021)

Ehlers, Corinna, Lehmann, Denise: „Implementierung und Entwicklung von Case Management", Medhochzwei Verlag Heidelberg 2019

Faßmann, Hendrik: „Aufgaben und Zielsetzung eines Case Management in der Rehabilitation", Institut für empirische Soziologie Nürnberg 2000 in Aufgaben und Zielsetzung eines Case Managements in der Rehabilitation. Dr. Hendrik Faßmann - PDF Free Download (docplayer.org) 25.04.2021)

Institut für Sozialmedizin in der Pädiatrie Augsburg (ISPA) e.V.: „Methode Case Management", Augsburg 2013 in www.ispa-institut.de/ueber-uns/methode-case-management (17.04.2021)

Kleve, Heiko: "Dreidimensionales Case Management", 2009 in (PDF) Dreidimensionales Case Management: Verfahren, Methode, Haltung. Eine systemische Perspektive (researchgate.net) (15.04.2021)

Kollak, Ingrid, Schmidt, Stefan: „Instrumente des Care und Case Management Prozesses, Springer Verlag Berlin, 2019

Löcherbach, Peter: "Steuerung der Hilfe zur Pflege durch Case Management" Katholische Hochschule Mainz, 2013 in Steuerung der Hilfe zur Pflege durch Case Managment - PDF Kostenfreier Download (docplayer.org) (28.04.2021)

Löcherbach, Peter: „Qualifizierung im Case Management – Bedarf und Angebote", Jahr unbekannt in

Qualifizierung im Case Management Bedarf und Angebote - PDF Kostenfreier Download (docplayer.org) (28.04.2021)

Löcherbach, Peter, Wendt, Wolf Rainer: „Care und Case Management - Transprofessionelle Versorgungsstrukturen und Netzwerke" Kohlhammer Verlag Stuttgart, 2020

Monzer, Michael: „Case Management Grundlagen" Medhochzwei Verlag Heidelberg, 2018

Reibnitz von, Christine: „Case Management: praktisch und effizient" Springer Verlag, 2015 Praxisleitfaden für stationäre Gesundheitseinrichtungen", Springer Verlag Berlin, 2012

Reibnitz von, Christine und Kuckeland, Heidi:
„Entlassmanagement/Überleitungsmanagement prozessorientiert gestalten" Prodos Verlag Brake, 2015

Sambale, Manuela: „Empowerment statt Krankenversorgung", Schlütersche Pflegebibliothek, Freiburg 2005

Wendt, Wolf Rainer, Löcherbach, Peter: „Case Management in der Entwicklung", Medhochzwei Verlag Heidelberg, 2017

Wingenfeld, K., Kleine, T.: „Erfahrungen mit der Einführung von Case Management im Rahmen trägerneutraler Pflegeberatung" Universität Bielefeld 2009 in

Erfahrungen mit der Einführung von Case Management im Rahmen trägerneutraler Pflegeberatung - PDF Kostenfreier Download (docplayer.org) (15.05.2021)

Kriterien Schulungsprogramm

Name, Vorname _____Herr D_____ geb. am: _____xx_____

Angehörige(r) _____Frau D_____geb. am: _____xx_____

Invasive Beatmung: ja __x_ nein _____ Stunden / Tag __12___ Beatmungspausen möglich _ja_

Trachealkanüle: ja _x___ nein _____ nichtinvasive Beatmung: ja _____ nein __x___

Facharzt Klinik: ja _x___ nein _____ Hausarzt: ja____ x_____ nein _____

Lernmotivation: gut _____x_____mittel _____schlecht _____

Aufnahmefähigkeit: gut _____x_____mittel _____schlecht _____

Beobachtungsfähigkeit: gut _____x_____mittel _____schlecht _____

Wahrnehmungsfähigkeit: gut _____x_____mittel _____schlecht _____

Technisches Verständnis   gut _____x_____mittel _____schlecht _____

Freundeskreis: ja _____x_____nein _____

Verwandtschaft: ja _____x_____nein _____

Einbeziehung Angehörige: ja _____x_____nein _____

Ängste und zu erwartende Probleme / Hemmnisse:

Frau D. zum Schulungsprogramm und zur Übernahme einer Teilversorgung bestehen keine Ängste Bedenken

---

Vorerfahrungen / Kenntnisse:

Frau D. hat erste Pflegeerfahrung durch kurzzeitige Pflege der eigenen Mutter

---

Angebot Schulung: ja _____x_____nein _____

Informationsblatt ausgegeben Datum: _____xx_____Hz _____xx_____

Offene Fragen und Freiwilligkeit: ____freiwillige und sehr offene Teilnahme_____

Unterschrift Angehörige: _____XX_____Unterschrift CM: _____XX_____

EVALUATIONSBOGEN ABSCHLUSS

Was hat Sie veranlasst, unser Unternehmen als Partner für die Versorgung auszuwählen?

- Gute Referenzen durch Medizintechnikunternehmen; Möglichkeit der aktiven Rückzugspflege, Kompetenz und Vertrauenswürdigkeit im Erscheinungsbild des Unternehmens (Homepage und Auftreten Fachliche Leitung

Wo im Aufnahmeprozess sehen Sie Veränderungsbedarf?

- Kein Veränderungsbedarf

Was hat Ihnen in der Zusammenarbeit geholfen, sich eine Rückzugspflege zuzutrauen?

- Information und Aushändigung Schulungsprogramm; Motivation der Fachlichen Leitung, sich an der Versorgung zu beteiligen; gut strukturiertes Programm; gutes Erklären und Ermutigung seitens der Fachlichen Leitung; tolle praktische Anleitung im Pflegeprozess; gute Erreichbarkeit bei Fragen; auch die Einbindung in die Organisation der Aufnahme war hilfreich für das Verständnis von Abläufen und die eigene Fähigkeit, zu wissen, wie ich an Hilfe kommen kann

Würden Sie um Hilfe bitten, wenn Sie sich überfordert fühlen? Wen würden Sie ansprechen?

- Ja, ich würde um Hilfe bitten (keine Scheu) und mich direkt an die Bereichsleitung wenden

(Können Sie sich vorstellen, die Versorgung noch weiter zu reduzieren?)

- Nicht erfragt, lag nicht im Interesse des Unternehmens… Hier gilt es nachzubessern! Dieses Angebot sollte nicht nur dann zum Tragen kommen, wenn Unternehmensinteressen dafür sprechen!

Fragen für Fachliche Leitung:

Was würde ich beim nächsten Mal anders machen? Was ist gut gelungen?

- Gut gelungen: gesamter Aufnahmeprozess inclusive Schulung; ich könnte mir vorstellen, die Schulung im Unternehmen, nicht in der Häuslichkeit des Patienten anzubieten (Kostenreduktion für Unternehmen, mehr Eigeninitiative durch Angehörige)

Welche wichtigen Informationen habe ich von Patienten / Angehörigen erhalten?

_____

_____

INDIVIDUELLER VERSORGUNGSPLAN

Name, Vorname: Herr D.   geb. am: xx

Problem	Zielsetzung	Maßnahmen	wer	wann	Datum / erledigt
Aus Sicht der Angehörigen und der Pflege ambulant					
Kommunikation durch TK erschwert	Verständigung möglich	Absprache Logopädie – Wechsel TK Eye Gaze Probestellung vereinbaren	Fachliche Leitung	sofort	
Garten mit Rollstuhl nicht erreichbar	Freies Bewegen vom Haus in Garten möglich	Rampe für Rollstuhl	Tochter / Schwiegersohn	Bis Aufnahme	
Ehepaar möchte weiterhin Unternehmungen mit VW Bus	Fahrten trotz Rollstuhl möglich	Umbau VW Bus – *Einbindung Sanihaus zur Anpassung Rollstuhl an Sicherheitssystem* Zuschuss §83 SGB IX klären	Kontaktanbahnung Fachliche Leitung Beauftragung Frau D	Organisation nach Aufnahme	
Privatsphäre eingeschränkt	Passgenaue Übernahme von Pflegeleistungen	Schulung nach Schulungsprogramm Abgleich der Belastung und Anpassung der Schulungsinhalte	Fachliche Leitung Frau D	Beginn 2 Wochen nach Aufnahme	
Bad nicht behindertengerecht	Badnutzung frei zugänglich	Umbau Badewanne – ebenerdige Dusche / Duschrollstuhl Teil-Finanzierung §40 SGB XI klären	Kontaktanbahnung Fachliche Leitung Beauftragung Frau D	sofort	
Umbauten notwendig	Finanzierung geklärt	Schwerbehinderung / Pflegegrad beantragt	Sozialdienst		erledigt
Aus Sicht der Pflege Klinik					
Dekubitus Grad 4	Wundheilung	Lagerungshilfsmittel für Rollstuhl, Antidekubitusmatratze, Wundversorgung organisieren	Sozialdienst	Bis Aufnahme	

Eingeschränkte Mobilität	Transfer problemfrei möglich	Aufstehhilfe trainieren	Physiotherapie Klinik	sofort	
	Freies Bewegen und Lagern möglich	Pflegerollstuhl, Pflegebett beantragen	Sozialdienst		erledigt

Aus Sicht der Therapeuten

Erschwertes Sprechen Trachealkanüle Sitz nicht optimal	Sitz der TK optimal, Kommunikation möglich	Versuch modifizierte TK	Kontaktanbahnung Fachliche Leitung / Beauftragung Logopädie Klinik	Sofort Sofort	
		Eye Gaze Probestellung	Fachliche Leitung	sofort	
Eingeschränkte Mobilität / Restkniestabilität	Transfer problemfrei möglich	Aufstehhilfe trainieren	Physiotherapie Klinik	sofort	

Aus Sicht der Ärzte

| Keine ausreichend selbstständige Atmung | Beatmung gesichert / Keine Bedenken zur selbstständigen Versorgung nach Schulung | Beatmung ist stabil eingestellt, Beatmungsrelevante Medizintechnik und Provider beantragt/involviert | Facharzt/ Sozialdienst | erledigt | erledigt |

Aus Sicht Sanitätshaus

| Eingeschränkte Mobilität Fahrzeugumbau geplant | Hilfsmittel angepasst | Rollstuhl, Duschrollstuhl, Pflegebett (Aufstehhilfe nach Absprache), Patientenlifter bereithalten | Sozialdienst | erledigt | erledigt |

Versorgungslücken / fehlende Angebote

Ressourcen

Kognitiv nicht eingeschränkt / gute Compliance – Hilfe und Hilfsmittelnutzung / Training möglich und erwünscht / Großes Haus mit Garten – ausreichend Platz für Pflege und Rückzug (sowohl für Pflegekräfte als auch für Angehörige) / Sauberes Umfeld - Hygiene gesichert / Finanzielle Sicherheit - Umbaumaßnahmen ohne Probleme möglich / Sicheres und mithilfebereites soziales Umfeld Freunde, Nachbarn, „Skatbrüder", „Nähkreis"